TABLEAUX UROSCOPIQUES

OU

MÉTHODE SIMPLE ET PROMPTE POUR L'ANALYSE SANS MICROSCOPE

DES URINES

DES SÉDIMENTS URINAIRES

ET DES CALCULS VÉSICAUX

PAR

A. BAUDOIN

PHARMACIEN

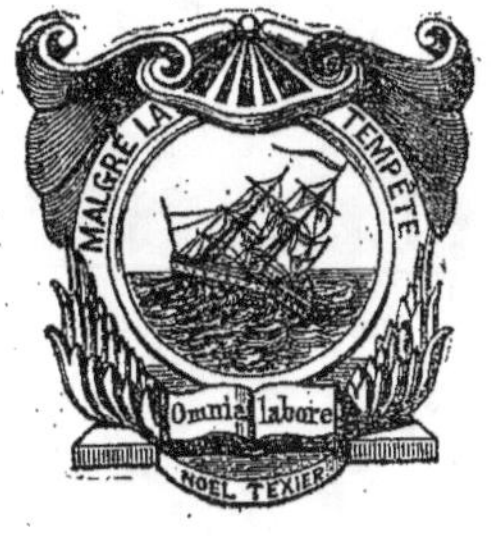

PONS

NOEL TEXIER, IMPRIMEUR-ÉDITEUR

—

1878

TABLEAUX UROSCOPIQUES

OU

MÉTHODE SIMPLE ET PROMPTE POUR L'ANALYSE SANS MICROSCOPE

DES URINES

DES SÉDIMENTS URINAIRES

ET DES CALCULS VÉSICAUX

PAR

A. BAUDOIN

PHARMACIEN

PONS

NOEL TEXIER, IMPRIMEUR-ÉDITEUR

—

1878

TABLEAUX UROSCOPIQUES

On a souvent comparé le rein au poumon, l'urination à la respiration, en se basant sur les phénomènes de désassimilation. La respiration rejette de l'économie de la vapeur d'eau et de l'acide carbonique, c'est-à-dire de l'hydrogène, de l'oxygène et du carbone, et l'urination de l'azote en plus, ainsi que les éléments minéraux.

Le sang vient se charger d'oxygène dans l'appareil pulmonaire où il laisse dégager l'acide carbonique provenant de la décomposition de l'acide urique et des urates, et dans le rein, il laisse l'urée, c'est-à-dire l'azote.

$$\underbrace{C^{10}\,H^4\,Az^4\,O^6}_{\text{Acide urique.}} + \underbrace{4\,HO}_{\text{Eau.}} + \underbrace{O^6}_{\text{Oxygène}} = \underbrace{2\,(C^2\,H^4\,Az^2\,O^2)}_{\text{Urée.}} + \underbrace{6\,CO^2}_{\text{Acide carbonique}}$$

Mais, si par une cause morbide la respiration est troublée, l'acide urique n'est pas décomposé par l'oxydation, et il passe dans l'urine où il se retrouve sous forme de sédiments d'urates ou d'acide urique.

A côté de l'oxydation se passent aussi dans l'économie des phénomènes de substitution; l'acide benzoïque, par exemple, perd son radical, le benzoïle, qui est remplacé par H, et comme il se trouve en présence du glycocolle, ce radical se substitue à un équivalent d'hydrogène,

$$\underbrace{\left.\begin{array}{c}C^{14}\,H^5\,O^2\\ \text{Benzoïle.}\\ H\end{array}\right\}O^2}_{\text{Acide benzoïque.}} + \underbrace{\left.\begin{array}{c}C^4\,H^3\,O^2\\[4pt] Az\,H^2\end{array}\right\}O^2}_{\text{Glycocolle.}} = \underbrace{\left.\begin{array}{c}H\\ H\end{array}\right\}O^2}_{\text{Eau.}} + \underbrace{\left.\begin{array}{c}C^4H^2(C^{14}H^5O^2)O^2\\ \text{Benzoïle.}\\ Az\,H^2\end{array}\right\}O^2}_{\text{Acide hippurique.}}$$

il se forme de l'acide hippurique.

Si nous suivons la décomposition de la matière, nous verrons aussi des corps se dédoubler.

Ainsi, l'acide tannique se dédouble dans l'économie, et l'on trouve, dans l'urine, du glucose et de l'acide gallique.

$$C^{54} H^{22} O^{34} + 8\,HO = 3\,(C^{14} H^6 O^{10}) + C^{12} H^{12} O^{12}$$

Acide tannique.　　Eau.　　Acide gallique.　　Glucose.

L'asparagine passe dans l'urine en se dédoublant en acide succinique et en ammoniaque.

$$C^8 H^8 Az^2 O^6, 2\,HO + 2\,HO = C^8 H^6 O^8 + 2\,Az\,H^3 + 2\,O$$

Asparagine.　　Eau.　　Acide succinique.　　Ammoniaque.　　Oxygène.

Nous ne pouvons suivre pas à pas la transformation des corps dans l'économie, ces exemples feront comprendre de quelle importance est l'étude de la secrétion urinaire, surtout en considérant que les phénomènes changent avec toute modification physiologique.

CORPS QU'ON NE RETROUVE PAS DANS L'URINE.	CORPS QU'ON NE RETROUVE QU'ALTÉRÉS OU DÉCOMPOSÉS.		CORPS QU'ON RETROUVE SANS ALTÉRATION.
Alcool (peu).	Iode.	Iodure.	Iodure de potassium.
Aniline.	Soufre.	Sulfure et sulfate.	Bromure id.
Carmin.	Cyanoferride.	Cyanoferrure.	Cyanaferrure.
Camphre.	Sulfures alcalins.	(Partie) Sulfates	(Partie) Sulfures alcalins
Chlorophylle.	Tartrates alcalins	Carbonates alcal.	Carbonates alcalins.
Éther.	Citrates —	—	Silicates. —
Musc.	Malates —	—	Borates. —
Orcanette.	Acétates —	—	Chlorates. —
Tournesol.	Acide abiétique.	Abiétinate sodique	Sels de lithine.
Résines.	— benzoïque.	Acide hippurique.	— ammoniacaux.
	— Salycilique	— salicylurique	Quinine.
	— tannique.	— gallique.	Strychnine.
	— urique.	CO2. Urée.	Urée.
	Asparagine.	Acide succinique.	Chloroforme.
	Chloral.	— urochloralique	Morphine-BOUCHARDAT.
	Baume de Copahu	Abiétinate desoude	Fer LEHMAN.
	Térébenthine.	id.	Mercure SCHNEIDER.
	Glycocolle et ma-		Antimoine.
	tières protéiques	Urée.	Arsenic.
	Gomme-gutte.		Argent.
	Rhubarbe.	On en retrouve	Bismuth.
	Garance.	la	Etain.
	Campêche.	matière colorante.	Or.
	Mûres.		Plomb.
	Cerises noires.		Zinc.

Antimoine, Arsenic, Argent, Bismuth, Etain, Or, Plomb, Zinc : } ORFILA.

URINE NORMALE.	URINE ANORMALE.
Urée.	Albumine.
Acide urique.	Glucose.
Chlorure de sodium.	Acides biliaires.
— de potassium.	Matières colorantes de la bile.
— d'ammonium.	Graisses.
Sulfates alcalins.	SÉDIMENTS.
— alcalino-terreux.	Acide urique.
Phosphate acide de soude.	Urates.
— de magnésie.	Oxalate de chaux.
— de chaux.	Phosphate ammoniaco-magnésien.
Fer.	Sang (globules).
Silice.	Pus.
Azotates et azotites.	Épithelium.
Acide lactique ?	

L'urine, nouvellement émise, a une réaction acide; au moyen du papier de tournesol, il sera facile de noter sa réaction qui, plus tard, servira à reconnaître la nature des sédiments.

Si l'urine est neutre ou alcaline, on l'acidule légèrement avec l'acide acétique et on la fait bouillir dans un tube d'essai.

Voyez le Tableau A.

Tableau A.

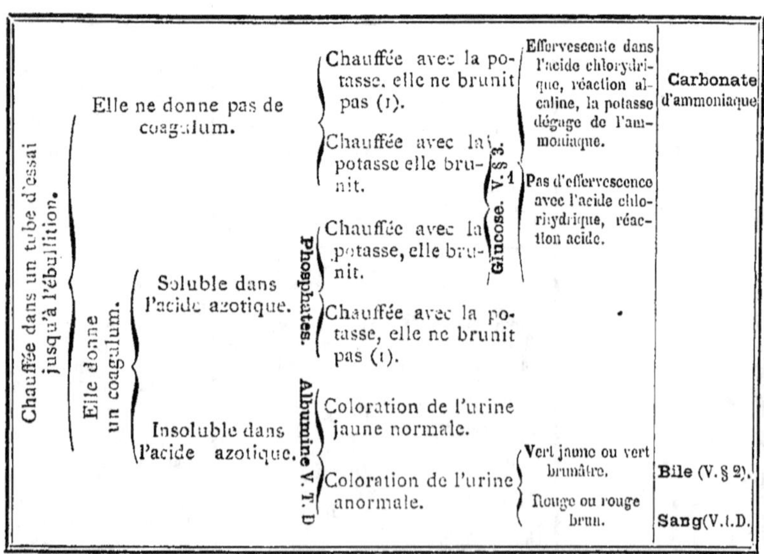

Après avoir essayé l'urine avec le papier de tournesol et avoir traité la partie limpide avec le tableau A, on essaie le sédiment, s'il y en a, selon le tableau B.

Dans tous ces essais on tiendra compte des renvois afin d'avoir un criterium. On ne peut conclure d'une simple coloration par exemple, le pigment urinaire donnant depuis le jaune pâle jusqu'au brun noir en passant par le rouge.

On calcinera avec précaution sur la lame de platine ou dans un creuset de porcelaine afin d'éviter les projections.

Sédiment.

- Soluble dans l'eau bouillante, traité par l'acide azotique et l'ammoniaque, donne la coloration pourpre de la murexide . . . . **Urates (V. § 1).**
- Insoluble dans l'eau bouillante.
  - Soluble dans l'acide acétique sans effervescence. Réaction de l'urine.
    - Acide. **Phospate de chaux.**
    - Alcaline **Phosphate ammon.-magnés.**
  - Insoluble dans l'acide acétique.
    - Traité par l'acide azotique et l'ammoniaque donne la coloration pourpre de la murexide. . . . . **Acide urique (V. § 1).**
    - Ne donne pas la réaction de la murexide.
      - Calciné et traité par l'acide chlorhydrique donne la réaction de la chaux. . . . . **Oxalate de chaux.**
      - Ne donne pas la réaction de la chaux.
        - Devient visqueux et épais avec l'ammoniaque. . . . . . **Pus.**
        - Ne devient pas visqueux.
          - Réaction du fer. . . . . . . **Sang (V. T. D.).**
          - Pas de réaction du fer. . . . **Epithelium, etc.**

Le Calcul

Traité par l'acide azotique et l'ammoniaque donne la réaction de la murexide	Calciné ne laisse pas de résidu. Chauffé avec de la potasse caustique	Dégage de l'ammoniaque. . . .	Urate d'ammoniaque.
		Ne dégage pas d'ammoniaque.	Acide urique.
	Calciné laisse un résidu alcalin qui dissout et traité par le carbonate de potasse donne	Un précipité blanc.	Urate de chaux ou de magnésie.
		Pas de précipité	Urate de potasse ou de soude.
Ne donne pas la réaction de la murexide. Calciné, il laisse un résidu.	Alcalin, le calcul traité par l'acide chlorhydrique. . .	Fait effervescence	Carbonate de chaux.
		Ne fait pas d'effervescence. .	Oxalate de chaux.
	Non alcalin. . . . — Soluble dans l'acide chlorhydrique	Chauffée avec la potasse, dégage de l'ammoniaque	Phosphate ammoniaco-magnésien.
		Ne dégage pas d'ammoniaque.	Phosphate de chaux.
	Insoluble dans l'acide chlorhydrique.		Silice.

Coagulum blanc ou gris.	Coagulum verdâtre.	Coagulum rouge brun,
(A) L'acide azotique précipite des flocons de l'urine. Le réactif de Méhu, ajouté dans la proportion de 10 %, donne un précipité surtout si on ajoute à l'urine un demi-volume de solution saturée de sulfate de soude. ALBUMINE. L'ammoniaque rend le dépôt visqueux s'il contient du pus. RÉACTIF DE MÉHU. ——— Acide phénique, 10 — acétique, 10 Alcool à 90 degrés, 20	Même réaction que (A) ALBUMINE. Si l'urine est fortement colorée, l'albumine renferme des matières biliaires. On recherchera la bile selon le § II.	Même réaction que (A) ALBUMINE. On peut soupçonner la présence du sang. Le coagulum est desséché, traité par quelques gouttes d'acide sulfurique et de l'alcool, la solution alcoolique filtrée est évaporée et calcinée. Le résidu de la calcination est chauffé avec quelques gouttes d'acide chlorhydrique, puis étendu d'un peu d'eau distillée. Cette solution doit précipiter en bleu le ferrocyanure de potassium si l'urine contenait du sang. Le sédiment doit donner la même réaction.

L'albumine se dose par une pesée.

§ Ier — ACIDE URIQUE & URATES

Une petite quantité d'urine, additionnée de quelques gouttes d'acide azotique, est évaporée presqu'à sec dans une capsule de porcelaine. Le résidu est de couleur rougeâtre ; si on l'humecte de quelques gouttes d'eau ammoniacale, il se colore en rouge pourpre (murexide), il faut craindre un excès d'ammoniaque. Cette réaction est caractéristique de l'acide urique et des urates (Voyez tableau B et tableau C).

§ II. — BILE.

(A) On verse, dans un tube d'essai, deux centimètres cubes d'acide azotique contenant de l'acide azoteux, celui du commerce par exemple, puis, à l'aide d'une pipette, on fait couler lentement de l'urine le long de la paroi du tube. Au point de contact des deux liquides, il se forme un anneau d'un beau vert qui se colore, à sa partie inférieure, en bleu, en rouge-violet et finalement en jaune.

(B) On agite l'urine avec du chloroforme, la bilirubine passe dans ce liquide et l'on peut faire la réaction de l'acide azotique en décantant l'urine qui surnage.

(C) Dans une capsule de porcelaine, on évapore au bain-marie quelques gouttes de l'urine à essayer, on ajoute une goutte d'eau sucrée et une goutte d'acide sulfurique ; si l'on chauffe de nouveau au bain-marie, la coloration rouge-violet apparaît promptement autour du liquide.

Cette réaction n'est pas caractérisque, c'est un contrôle des réactions A et B.

(D) La teinture d'iode détermine une teinte vert émeraude dans une urine bilieuse.

Il est quelquefois important pour le médecin de connaître la proportion des divers principes contenus dans l'urine. Pour le dosage des éléments, on opère sur l'urine de 24 heures.

Le chlorure de sodium se dose avec l'azotate d'argent, selon la méthode volumétrique de Mohr, l'acide phosphorique avec l'acétate de plomb, la chaux, le fer, l'acide urique avec le permanganate de potasse.

§ III. — DOSAGE DU SUCRE DE GLUCOSE.

BRUNIT PAR LA POTASSE, RÉDUIT L'OXYDE CUIVRIQUE.

LIQUEUR TITRÉE.

250 gr. de sulfate de cuivre dissout à chaud dans l'eau distillée sont précipités par 280 gr. de sel de Seignette dissout aussi à chaud ; la réaction se fait mieux à chaud qu'à froid, il se forme du tartrate de cuivre que l'on sépare par filtration et qu'on lave.

$$2(CuO, SO^3 5HO) + KO, NaO, Tr 8HO = 2CuO, Tr, HO + KO, SO^3 + 12HO.$$

Le précipité, débarrassé des sulfates, est séché et conservé pour l'usage. Pour faire la solution cupro-potassique

On prend 36 gr. 86 c. de tartrate de cuivre,
       360   de soude caustique,
et quantité suffisante d'eau distillée pour compléter un litre.

10 cent. cubes de cette liqueur sont décomposés par 0 gr. 05 de sucre de glucose.

Cette solution est inaltérable et peut se conserver.

Pour opérer, on se sert d'une burette graduée au $\frac{1}{10}$ de cent. cube, qu'on emplit d'urine préalablement étendue de son volume d'eau distillée. D'autre part, 10 cc. de la liqueur cuivrique sont versés dans un ballon de verre avec 20 cc. d'eau distillée et portée à l'ébullition. Alors on verse goutte à goutte le contenu dans la burette jusqu'à décoloration complète, et le numéro atteint par le niveau du liquide indique la quantité de glucose. Soit 124 la division observée, on en prend la moitié, puisque l'urine a été étendue de son volume d'eau, ces 6 c. c. 2 contiennent donc 0 gr. 05 c. de glucose. Pour savoir ce que contient le litre on fera le calcul suivant :

$$\frac{0,05 \times 1,000}{6,2} = 8$$

Soit 8 gr. de glucose par litre d'urine.

§ IV. — DOSAGE DE L'URÉE.

Quoique l'urée soit un produit normal de l'urine, il est important souvent d'en connaître la proportion. L'hypobromite de soude décompose l'urée en azote et en acide carbonique.

$$C^2\ H^4\ Az\ ^2\ O^2 + 3\ (NaO, BrO) = 3\ Na\ Br + 4\ Ho + 2\ CO^2 + 2\ Az$$

25 cc. de brôme mélangé à une solution refroidie de 100 gr. hydrate de soude dans 200 cc. d'eau, donnent un liquide dont on prend 50 cc. que l'on étend de 200 cc. d'eau. Cette nouvelle solution dégage 13 cc. d'azote par 25 cc.

Pour opérer, on prend un tube gradué au $\frac{1}{10}$ cc. et fermé d'un bout ; on y verse 7 cc. de solution puis 7 cc. d'eau très doucement pour ne pas mélanger les liquides, on lit la division atteinte, soit 14,3 puis on ajoute 1 cc. d'urine exactement mesuré avec une pipette, le volume est alors de 15,3 on bouche avec le pouce recouvert d'un doigtier et on agite fortement.

Quand il ne se dégage plus de gaz, on renverse le tube dans un vase plein d'eau et on retire le pouce. Le gaz chasse un volume de liquide égal au sien. Après avoir mis le liquide intérieur au niveau de celui qui entoure le tube, on bouche de nouveau, on renverse le tube et on lit le numéro de la division atteinte par le liquide, soit 11,8.

On retranche ce nombre du premier, 15,3

$$15,3 - 11,8 = 3,5$$

3 cc. 5 d'azote

Pour ne pas faire les calculs de pression de température, etc., on a une solution titrée d'urée au centième, et l'on fait une analyse comparative. Si 1 cc. de la solution titrée donne 4 cc. d'azote, comme il correspond à 0 gr. 01, on aura :

$$\frac{0,01}{4} = \frac{x}{3,5} = \frac{3,5 \times 0,01}{4} = 0,00\,875$$

qui, rapporté au litre, donne 8 g. 75 par litre d'urine.